BEI GRIN MACHT SICH IHR WISSEN BEZAHLT

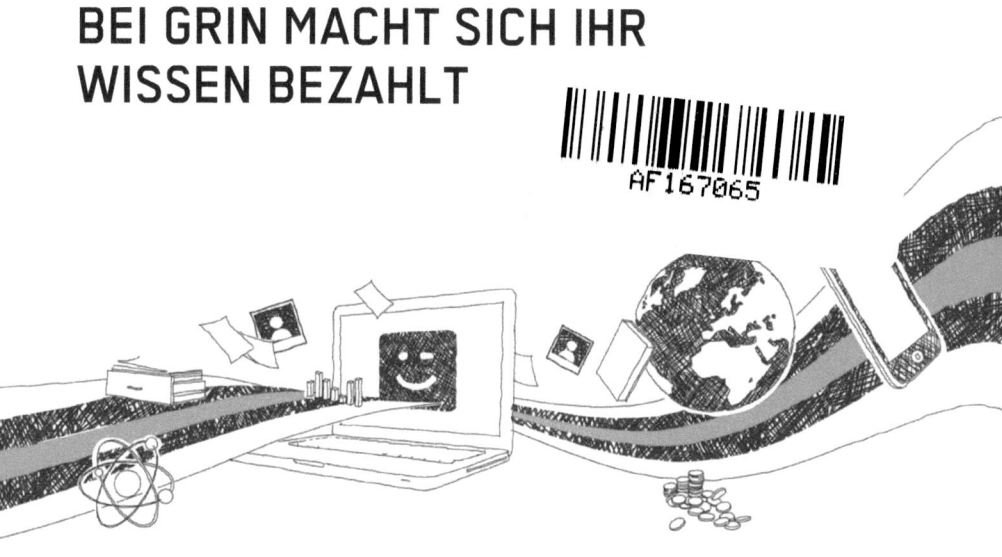

- Wir veröffentlichen Ihre Hausarbeit, Bachelor- und Masterarbeit

- Ihr eigenes eBook und Buch - weltweit in allen wichtigen Shops

- Verdienen Sie an jedem Verkauf

Jetzt bei www.GRIN.com hochladen und kostenlos publizieren

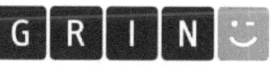

Bibliografische Information der Deutschen Nationalbibliothek:

Die Deutsche Bibliothek verzeichnet diese Publikation in der Deutschen National-bibliografie; detaillierte bibliografische Daten sind im Internet über http://dnb.d-nb.de/ abrufbar.

Impressum:

Copyright © 2020 GRIN Verlag
Druck und Bindung: Books on Demand GmbH, Norderstedt Germany
ISBN: 9783346217073

Dieses Buch bei GRIN:

https://www.grin.com/document/889058

Anonym

Subcutane Injektion von Insulin. Eine Praxisanleitung

GRIN Verlag

Grone Akademie für Pflege- und
Gesundheitsberufe
Bad Nauheim

Anleitungssituation zum Thema: „ Subcutane Injektion von Insulin"

Hausarbeit

Weiterbildung zum staatlich anerkannten Praxisanleiterin

Abgabe: 30.04.2020

Inhaltsverzeichnis

1.EINLEITUNG

Die Praxisanleitung ist sehr wichtig für die Auszubildenden. Die Einrichtung der praktischen Ausbildung stellen diese Praxisanleitung sicher. Die Aufgabe der Praxisanleitung ist es, die Schüler schrittweise an die eigenständige Wahrnehmung der beruflichen Aufgaben heranzuführen und die Verbindung mit der Schule zu gewährleisten. In erste Linie sind die Praxisanleitern da, um für die Pflegeschüler da zu sein; das heißt: Vermittlung von Kenntnissen und Fertigkeiten, Förderung von Handlungskompetenz in der Pflege, Planung, Durchführung und Evaluation von praktischen Anleitungen, Sicherung einer optimalen Praxisausbildung, Unterstützung beim individuellen Lernen und Vorbereitung auf Prüfungen.

Diese Hausarbeit wurde im Rahmen der Weiterbildung zum Praxisanleiter als Fachmodulprüfung 1 geschrieben, und hat das Ziel einen strukturierten, verständlichen und geplanten Ablauf einer Anleitung im Alltag eines Praxisanleiters aufzuführen. In diese Hausarbeit wird beschrieben wie man eine Anleitungssituation plant und wie es durchgeführt wird. Es handelt sich hierbei um eine Anleitungssituation zum Thema „ Subcutane Injektion von Insulin" . Verschiedenste Analysen zur Vorbereitung werden separat aufgeführt und verständlich erklärt. Die geplante Methode um die Anleitungssituation durchzuführen wird beschrieben und begründet. Anschließend werden Lernziele/ Kompetenzen sowie die Beobachtungschwerpunkt festgelegt. Es folge ein Ablaufplan,in der die Durchführung der Anleitungssituation beschrieben wird, in der auch das Verhalten des Praxisanleiters und des Auszubildenden genauestens dokumentiert ist. Zum Abschluss dieser Facharbeit wird Wahrnehmung und Beobachtungsfehler , was der Praxisanleiter während der Anleitungssituation ausschließen muss.

2.BEDINGUNGSANALYSE

Die Bedingungsanalyse beschreibt die komplette Vorbereitung einer geplanten Anleitungssituation. Die Analyse sollte sich an ausbildungsrelevante Kriterien orientierten können und realistisch einschätzen, was für die Praxisausbildung erforderlich, machbar und wesentlich ist.

Konkrete Fragen werden berücksichtigen:

- Welche organisatorischen Strukturen sind zu schaffen , damit Praxisanleitung erfolgen kann
- Wie kann Praxisanleitung garantiert werden (zum Beispiel: sind Praxisanleiter vom Pflegedienst freigestellt, ist der Dienstplan der Schüler mit denen der Praxisanleiter

abzustimmen)

- Welche räumlichen Bedingungen sind vorhanden. (gibt es zum Beispiel ausreichend Platz für Anleitungssituation, Möglichkeiten zur Arbeit in Kleingruppen und ungestörten Beratungsgespräche, gute Licht, und Luftverhältnisse, Hygienische Umkleidemöglichkeiten, Pausenmöglichkeiten)
- Welche Ausstattungen sind für angemessen Lernbedingungen erforderlich (Einsatz von Unterrichtmedien wie Flipchart, Whiteboard, OHP und Fachbüchern)
- Wie ist die Kooperation zwischen Praxisanleitern und Pflegeteams zu gestalten?

Man unterscheidet hierbei zwischen den Lehrvoraussetzungen und Lernvoraussetzungen. Nicht zu vergessen ist auch ,eine vorbereitete Umgebung am Arbeitsplatz zu erschaffen und dabei eine Umfeldanalyse durchzuführen.

Ebenfalls ist es wichtige , sich den richtigen Bewohner oder einen geeigneten Mitarbeiter zur Anleitungssituation auszuwählen. Bei allen Anleitungssituation haben Praxisanleiter zu berücksichtigen, dass die Situation der zur betreuende Bewohner erste Priorität hat und hinter allen Anliegen der Ausbildung zurückstehen muss.

2.1 Umfeldanalyse

Die Anleitungsituation befindet sich in einem Altenheim. Dies Altenheim hat 37 Bewohner zu versorgen. Die Bewohner haben verschieden Pflegestufen und verteilt sich auf 4 Wohnbereiche. Pflegeteams und die Mitarbeitern anderer Berufgruppen im Haus erleben Praxisanleitung zunehmend kooperativ, verständnisvoll und pflegekompetent. Das Team unterstützt den Praxisanleiter in seiner Aufgabe.Die Freistellungen für den Praxisanleiter sind geregelt und geplant. Die restliche Anleitungszeit , wird nach Rücksprache zusätzlich verplant. Die Einrichtung gibt dem Praxisanleiter und den Auszubildenden die Möglichkeit sich im Bereich des Fachwissens stets auf einen guten Wissenstand zu bleiben, in dem Fachliteratur, viele Bücher und Computer inklusiver Internetzugang zur verfügung gestellt ist. Ebenso wird auch Regelmäßig Besprechung an der die Auszubildende und die Pflegedienstleitung teilnehmen. In dieser Besprechung können Fragen, Wünsche, Probleme besprochen werden. Dabei wird es auch geplante Anleitungen besprochen.

Die Einrichtung hat insgesamt 5 Auszubildende. Sie sind in verschieden Ausbildungsjahren. Sie sind auch unterschiedlichem Alter. Sie hat eine Praxisanleiterin, die zuständig für diese Schüler ist.

2.2 Lehrvorausetzungen

Die Praxisanleiterin, verfügt über ein gute Fachwissen. Sie hat folgende Punkte vorab geklärt , um eine möglichst ungestörten und reibungslosen Ablauf der Anleitung durchzuführen:

- Tag und Uhrzeit von Anleitungssituation sind festgeshalten und an diesen Tag werden die beide von Pflege freigestellt.
- Über das Thema „ Subkutane Injektion von Insulin „ ist schon mit Auszubildende besprochen und festgelegt.
- Der Wahl von Bewohnerin für Durchführung von diese Anleitungssituation ist schon entschiedet , das Einverständnis der Bewohnerin ist schon eingeholt.
- Auszubildende ist mündlich zu dem gelanten Termin eingeladen.
- Das Material zum Insulin spritzen ist vorhanden.
- Anleitungsort ist das Bewohnerzimmer.
- Ein Raum ist schon reserviert für die Vor- nach und Reflexionsgespräche.

2.3 Lernvoraussetzungen

Die Auszubildende , im erste Lehrjahr, Weiblich, 22 Jahre , ist sehr motiviert und in kurz Zeit im Wohnbereich wo die Bewohnerin , mit der die Anleitungssituation durchgeführt wird, integriert. Folgende Punkte werden von Schülerin , vor diese Anleitungssituation , zu berücksichtigen:

- Die Anleitungstermin zur Kenntnis genommen , um die Vorbereitung sicher zu stellen.
- Das Theorieunterricht über Subcutane Injektion von Insulin nochmal anschauen und ggf an Praxisanleiterin zeigen.
- Lernaufgabe , was die Praxisanleiterin ihr gegeben hat, fertig machen.
- Informationssammlung über die Bewohnerin, an der die Praktische Anleitung durchgeführt wird.

3 METHODENPLANUNG

Methodik ist die Wissenschaft der Methoden und Verfahren. Die Methode sagt grundsätzlich etwas darüber aus, wie jemand etwas erlernen soll. Und das betrifft auch die Methoden der Praxisausbildung in der Pflege. Das heißt , die Praxisanleitern sollen erst wissen welche Methode sie anwenden möchte um eine erfolgte Anleitunssituation zu erreichen. Folgende

Punkte werden berücksichtigen:

- Sozialformen Dimension: Einzelarbeit, Partnerarbeit, Gruppenarbeit, Plenararbeit, Frontalunterweisung. In diesen Fall von Hausarbeit wird Einzelarbeit gewählt. Das heißt, die Schülerin allein mit Praxisanleiterin, weil damit gewinnt die Schülerin mehr Zeit alllein mit Praxisanleiterin.
- Arbeitsform Dimension: hier hat man in der Praxis viele Auswahl. Zum Beispiel: Vortrag, Schülerreferat, Gespräch, Diskussion, Rollenspiel, Projektmethode, Lernaufgabe, Demonstration, praktische Übung. Mit dem Fall „ Subcutane Injetion von Insulin" hat die Praxisanleiterin die Lernaufgabe gewählt, in dem sie der Schülerin Aufgabe gibt um die Lernsituation heranzuführen.
- Handlungsschritte Dimension: in der Praxis ist der Handlunschritte immer unterschiedlich. Es kommt drauf an , was für eine Anleitungssituation durchgeführt wird. Die sind: Unterweisung, Demonstration, Übung, praktische Anleitung.

3 1 VIER-STUFEN METHODE DER UNTERWEISUNG

Die vier-Stufen Methode wurde bereits 1919 von dem Amerikaner Ch. Allen zur Unterweisung am Arbeitsplatz entwickelt. Sie basiert auf vier Stufen: Vorbereiten, Vormachen, Nachmachen, Auswerten.

3 1 1 Erste Stufe: Das Vorbereiten

Bevor die Praxisanleiterin eine Anleitungssituation durchführt, soll sie sich selbst vorbereiten. In diesem Fall , soll sie erst alle Fachwissen über „ Subcutane Injektion von Insulin „ haben, sie soll sich informieren auch über den neuen Zustand von Fachwissen; sich vorbereiten Körperlich, und Geistig für die Anleitung.

Außerdem soll die Praxisanleiterin ihre Praxisanleitungsituation vorbereiten. Sie plant erst vor, wie sie die Anleitungssituation durchführt. Bei Bewohner Auswahl, Material zu benutzen, wann und wo soll es durchgeführt werden. Alles muss vorher geklärt werden um eine Durcheinander zu vermeiden.

Nicht nur die Praxisanleiterin soll sich vorbereiten für die Anleitungssituation, sondern die Schülerin selbst auch. Sie soll schon Gedanken machen über Subcutane Injektion von Insulin . Die Lernaufgabe was die Praxisanleiterin ihr gegeben hat, fertig machen. Sie soll auch Körperlich und Geistig bereit sein, um was neues zu lernen und auch Motivation haben, Interesse zeigen. Sie sollte auch schon wissen wann diese Anleitungssituation durchgeführt wird, damit sie an diesen Zeit freigestellt ist. Und auch Information über die Bewohnerin, an der sie die Anleitungssituation durchgefürt wird, schon sammeln.

3 1 2 Zweite Stufe: Das Vormachen

Hier wird die Arbeit von Praxisanleiterin vorgeführt. Entweder im Zusammenhang ohne Unterbrechung, oder In Teilschritten mit Erklärungen, oder Im Zusammenhang mit Erklärung wesentlicher Punkte. Wenn nötig , wiederholen.

In diesem Fall von Hausarbeit wird die Anleitungssituation im Zusammenhang mit Erklärung durchgeführt , denn da kann man bei jeden Schritt von Durchführung was dazu erklären. Man soll aber die Bewohnerin nicht überfordern. Wenn für die Bewohnerin zu anstrengt ist, wenn die Praxisanleiterin während dieser Insulin Spritzen viele redet, dann kann man nach der Durchführung beim Nachgespräch alles besprechen.

3 1 3 Dritte Stufe: Das Nachmachen

Im Anschluss an das Vormachen: Nachmachen unter Aufsicht. Die Praxisanleiterin lässt die Schülerin probieren. Man lässt die Schülerin ausführen, beschreiben und begründen. Die Schülerin soll erst kurz der Lernabschnitte und des Arbeitsablaufes beschreiben lassen. Schülerin das Handel unter unmittelbarer Aufsicht je nach Erfordernis ein oder mehrmals nachmachen lassen. Fragen stellen und zu Fragen anregen.

Bei diesem Thema „ Subcutane Injektion von Insulin" , nach dem die Praxisanleiterin vorgemacht hat, darf die Schülerin nicht direkt nachmachen, weil Insulin Injektion ist nach Schema und von Arzt Verordnet. Das heißt , die Schülerin kann es erst Nachmachen, wenn die Bewohnerin wieder Insulin Spritzen bekommen soll. Die Schülerin kann erst ihre Arbeitsablauf beschreiben und dann unter Aufsicht von der Praxisanleiterin nachmachen. Bei Fehler muss die Praxisanleiterin unverzüglich eingreifen. Die Übung wird immer wiederholt, das heißt bei jeden Tagesanordnung von Insulin von Bewohner lässt die Praxisanleiterin die Schülerin die Insulin spritzen durchführen .

3 1 4 Vierte Stufe: Auswertung

Die Praxisanleiterin lässt die Schülerin selbständig üben , aber immer noch unter Kontrolle von Praxianleiterin. Am Anfang häufiger kontrollieren und beim Einüben des korrekten Handelns unterstützen. Die Arbeit von Schülerin anerkennen , Loben, und bei Erfordernis korrigieren.

3 2 LEARNING By LOOKING - METHODE

Hier wird die Schülerin nur anschauen und hinschauen was die Praxisanleiterin durchführt.In diesem Fall Insulin Subkutane Spritzen. Flusser (1999, S. 17) betont: Erste Bilder „ Symbolische Sachverhalte" entstehen , die man mit dem Augen oberflächlich anschauen kann und die als Vorlage für Handlungen dienen kann. Diese Methode wird häufig in der Pflege verdendet. Dabei werden:

- der Schüler begleitet den Anleiter
- beobachtet ihn bei seiner Alltagsarbeit
- fragt nach und versucht die Hintergründe der Maßnahme zu verstehen

3 3 LEARNING BY DOING – METHODE

Lernen ist nicht von Handeln zu trennen. Das ist die Praxeologischer Ansatz. „ Doing Kultur" Nur wer beständig Gelerntes wiederholt, schafft auch ein Verständnis dafür. Hier arbeitet die Schülerin zunächst unter Aufsicht von der Praxisanleterin. Dabei gewinnt sie zunehmend an Sicherheit und Selbstvertrauen. Das heißt, die Schülerin führt die Subkutane Insulin Spritzen durch. Danach wiederholt sie es mehrmals. Das heißt, bei jeder Tagesanordnung von Insulin Spritzen bei dieser Bewohnerin übt sie immer wieder. Am nächstes mal kann sie auch Insulin Spritzen bei andere Insulinpflichtigen Bewohnern unter Aufsicht.

4 FACHANALYSE: INSULINE SPRITZEN

Insulin wird in der Regel subkutan mit einem Insulin- PEN oder einer Insulinspritze injiziert. Es ist in der Konzentration 40 IE/ml und 100 IE/ ml erhältlich. Bei Spritzen muss unbedingte die zur Konzentration passende Spritze verwendet werden.

4 1 INDIKATION

Insulintherapie ist zur Behandlung von Diabet-Patient. Es ist eine chronisch verlaufende Erkrankung, be der der Glukosestoffwechsel gestört ist.Im Blut und im Urin sind die Glukosenanteile zu hoch. Ziel von Insulintherapie ist den Blutzuckerspiegel zu regulieren. Man Unterscheidet : Typ-1 Diabetes und Typ- 2 Diabetes

Bei Typ -1 Diabetes : In allen Phasen der Erkrankung ist die Insulinbehandlung obligat.

Bei Typ- 2 Diabetes : Nach versagen einer oralen Therapie kann entweder auf Insulinmonotherapie umgestellt werden oder der Versuch einer Kombinationstherapie mit oralen Antidiabetiker und Insulin unternommen werden.

4 2 VORBEREITUNG VON INJEKTION

bei Vorbereitung von Injektion werden die Materialien benötigt:
- Tablett mit Kanülenabwurfbehälter
- Hautdesinfektionsmittel
- Unsterile Schutzhandschuhe
- Sterilisiert Zellsofftupfer
- Insulinspritze (PEN)
- Insulinschema : Wo drauf steht, Name von Bewohner, Welche Insulinart und bei wieviel Blutzucker Werte wieviel Insulin gespritzt soll.
- Ggf Material zur Beschriftung
- Anordnung überprüfen ,6 R Regel: Richtiger Patient, richtiges Medikament, Richtige Dosierung, Richtige zeit, Richtige Applikation, Richtige Dokumentation.
- Klienten vorbereiten

4 3 DURCHFÜHRUNG VON SUBCUTANE INJEKTION

Die möglich Injektionsort sind: Orte mit ausgeprägtem Fettgewebe:
- Unterbauch
- Oberschenkel
- Gesäß
- Oberbauch
- Oberarm

Die Kontraindikationsort sind:

- gestört Hautdurchblutung
- Entzündungen, Ödem, hauterkrankung
- Geplante OP Areal,in der Nahe Wundgebieten
- Schockzuständen

Nach erfolgter allgemeiner Vorbereitung wird im Injektionsgebiet das Gewebe mit den Fingern gefasst und eine stehende Hautfalte gebildet.

Je nach Kanülenlänge und Menge des Fettgewebes des Klienten wird 45° oder 90° Winkel in die Haut eingestochen.

Bei Pen´s die nadel etwa 10 sec. In der Haut belassen, damit kein Insulin aus der Einstichstelle herausfließen kann.

4 4 KOMPLIKATION

Hämatombildung : Um die Entstehung eines Hämatomes zu vermeiden , sollte die Hautfalte nach der Entfernung der Kanüle nicht sofort fallen gelassen werden, sondern ein paar Sekunden stehen gelassen werden.

Spritzenabzesse: um Spritzenabszesse zu vermeiden soll man Hygienisch arbeiten , und auch Regelmäßig Injektionsgebiete wechseln.

5 PLANUNG EINER ANLEITUNGSSITUATION (NACH DEM MODELL DER VOLLSTÄNDIGEN HANDLUNG)

Eine Praxisanleitung sollte nicht Planlos nur nebenher erfolgen. Es gibt eine Fülle zu berücksichtigen und vorzubereiten damit es lernfördernd gelingt.nach dem Modell von der Vollständigen Handlung nach Rotluff sind das:

- Information
- Schaffen günstiger Lernbedingungen
- Entscheiden
- Planen
- Durchführen
- Kontrollieren
- Bewerten

In der Paxis wird es auf drei Schritten realisiert werden:
- Vorbereitung (Planung) der Anleitung

10

- Durchführung der Anleitung
- Reflexion (Auswertung) der Anleitung

5 1 INFORMATION

5 1 1 Information über die Schülerin

Die Schülerin zum anleiten ist die Schülerin S. , sie ist 22 Jahr Alt, sie macht die Ausbildung für Altenpflege und ist am Anfang von 2. Lehrjahr. Sie ist fleißig und hat viel Interesse an Ausbildung. Sie hat sehr gute Ausbildungsleistung in der Schule , und hat Fachkenntnisse. In der Schule wurden sie bereits unterrichtet über Diabetiker und Insulin spritzen .

5 1 2 Information über die Bewohnerin

Bewohnerin B. , 86 Jahr alt, ist seit paar Jahr im Heim. Sie ist eine Diabetikerin (Diabetes mellitus Typ 2) und bekommt nach Schema mit Ärztlicher Verordnung Insulin gespritzt. Sie hat auch Chronische Niereninsuffizienz und ist im Anfang Stadium von Demenz. Sie kann allein laufen, essen und sich bewegen aber mit Unterstützung von Pflegepersonal. Sie ist Zeitlich, Örtlich und Situativ nicht mehr orientiert, zur Person teilweise.
Bewohnerin wurde schon über die Anleitungssituation informiert und ist damit einverstanden.

5 2 LERNBEDARFE

Die Schülerin möchte wissen wie man Subcutane Injektion von Insulin durchführt.
Sie möchte selbst Insulin spritzen können.

5 3 LERNANGEBOTE

- Umgang mit Versorgung von Bewohner mit Diabetes.
- Diagnose kennenlernen bezüglich Diabetes
- Umgang mit Insulinspritze und Blutzuckermessung
- Umgang mit Notfallsituationen bei Hyper und Hypoglykämie
- Dokumentation

5 4 LERNZIELE

- Schülerin erkennt die Umgang mit Versorgung von Diabetiker Bewohner mit Insulin - behandlung.
- Schüler ist Sicher im Subkutane Injektion von Insulin und führt es professionelle durch.
- Schülerin erkennt die Symptome von Hypoglykämie und Hypoglykämie ,und der Umgang im Notfallsituation

5 5 LERAUFGABE

Eine Woche vor Anleitung.

Die Lernaufgabe für die Schülerin von der Praxisanleiterin sind:
- sich informieren über die Krankheit von Bewohnerin bezüglich Diabetes Mellitus Typ 2
- Biografiearbeit
- Die Ablaufplan für die Durchführung von Subcutan Injektion von Injulin im allgemein in einem Blatt notieren und alle Fachwörter was sie noch nicht richtig verstanden hat im Zusammenhang von diesem Thema auch notieren.

Für diese Lernaufgabe bekommt sie zwei Stunde um die Arbeit fertig zu machen, dabei auch Lehrbücher und Computer wenn sie es braucht. Sie soll es Handschriftlich machen.

5 6 LERNFELDER DES BREMER CURRICULUMS (LF)/ CURRICULAREN EINHEITEN IN DEN RAHMENLEHRPLAN(CE)

LF :

1 A : Kontakt zu Menschen aufnehmen Einführung in die Ausbildungsjahr

3 B: Menschen mit Hilfsbedarf in ihren alltäglichen Verrichtungen unterstützen , Erfahrung es ersten Praxiseinsatzes fachlich einordnen und vertiefen , Pflegeprozesse individuell strukturieren

10 Individuelle Pflegeprozesse zur Unterstützung von Lebensqualität sowie seelischer und körperlicher Gesundheit in der stationären Langzeitpflege strukturieren und umsetzen.

CE :

03 : erste Pflegeerfahrungen reflektieren – verständigungsorientiert kommunizieren

04 : Gesundheit fördern und präventiv handeln

05: Menschen in kurativen Prozessen pflegerisch unterstützen und Patientensicherheit stärken.

09: Menschen in der Lebensgestaltung lebensweltorientiert unterstützen.

5_7 LERNSITUATION: DURCHFÜHRUNG VON SUBCUTANER INJEKTION VON INSULIN

Ein Tag vor der Durchführung: Team wurde bereits über die Anleitungssituation von Praxisanleiterin informiert . Termin schon vereinbart., Bewohnerin wurde auch nochmal informiert. An diesem Tag wurde auch die Lernaufgabe besprochen. Praxisanleiterin stellt viele Frage, Schülerin berät die Praxisanleiterin und gemeinsame Lösung/ Räte finden.

Hier wird auch geklärt wer was während der Durchführung übernimmt, also die Aufgabeverteilung (wer macht was). Zeit und Raum der Durchführung sind auch schon geklärt . In diesem Fall ist halbe Stunde vor Mittagessen von Bewohnerin,weil sie an dieser Zeit Insulin gespritzt soll. Und Raum ist bei ihrem Zimmer.

Kurz vor der Durchführung, Besprechung nochmal mit der Schülerin machen (mit aktuelle Situation der Bewohnerin) und auch die zusätzlich Hinweise und Ergänzung.

Realisierung : halbe Stunde

Schüler	Praxisanleterin
Begrüßung + Information an Bewohnerin über die Durchführung	Begrüßung
Material zurecht legen . Hautdesinfektionsmittel , Händedesinfektionsmittel, Unsterile Einmal Handschuhe , Insulin PEN , dazu eine passende Nadel, ein Abführbehälter , und ein Tablette um alles zu tragen (desinfiziert)	Beobachtet und Kontrolliert ob alle benötigt Material vorhanden sind.
Beobachtet die Situation und die Durchführung von Subcutane Injektion von Insulin bei Bewohnerin B.	Durchführung: Hände desinfizieren , Handschuhe anziehen , die Bewohnerin über die kommende Schritte informieren, und ihn beten die Einstichstelle frei zu machen, die Einstichstelle mit dem Hautdesinfektionsmittel einsprühen,Einwirkzeit beachten, das Insulin-Pen vorbereiten ,die Nadel aufdrehen , nochmal an die Insulinschema anschauen um Fehler zu vermeiden, die richtiger menge eingestellt ,mit zwei Fingern wird ein fett -falten gebildet um eine Feste Einstichstelle zu bilden, den Betroffen

13

	informieren und einstechen, Insulin langsam injizieren , und wenn alle Insulin injiziert ist, zählt man bis 10 (10 Sec) und danach die Nadel raus ziehen um das auslaufen von Insulin zu vermeiden , Die Nadel im Abfuhrbehälter entwerfen, Insulin- Pen verschließen, Handschuhe entfernen und Hände desinfizieren.
Nachbereitung : Entsorgung / Aufräumen Ordnung im Zimmer herstellen.	
	Abschließendes Gespräch mit Bewohnerin
Verabschiedung	Verabschiedung
	Dokumentation
Übergabe an Kollegen	

5 8 AUSWERTUNG/ BEWERTUNG NACH KOMPETENZ

Direkt nach der Durchführung werden die Schülerin und Praxisanleterin kurz Besprechung machen. Sie werden die Erstauswertung, Hinweise, Bemerkungen am Amnleitungstag nennen.In diesem Fall sind:

– Zeitplan eingehalten

– Vorbereitende Aufgaben korrekt erledigt

– Handlungsschritte patientenorientiert geplant und realisiert.

– Bewohnerin B. Wurde individuell wahrgenommen und fühlt sich sicher.

Am nächsten Tag später wird die Reflektion besprochen, es wurde selbsreflexion geübt und klar angesprochen,in welchem Bereichen es Verbesserungen geben kann und wie der weitere Verlauf gestaltet wird. Die Bewertung wird nach Kompetenz. Das heißt welche Kompetenzbereich haben sie erreicht von diesem Anleitunssituation mit Subkutane Injektion von Insulin. Die sind:

I : „Pflegeprozesse und Pflegediagnostik in akuten und dauerhaften Pflegesituationen verantwortlich planen, organisieren, gestalten, durchführen, steuern und evaluieren."

IV: „ das eigene Handeln auf der Grundlage von Gesetzen, Vorordnungen und ethischen Leitlinien reflektieren und begründen."

V: „ Das eigene Handeln auf der Grundlage von wissenschaftlichen Erkenntnissen und berufsethischen Werthaltungen und Einstellungen reflektieren und begründen."

5 9 WAHRNEMUNG UND BEURTEILUNGSFEHLER WAS MAN DABEI AUSSCHLIEßEN MUSS:

Wahrnehmung ist immer selektiv und Subjektiv:
- Selektiv (Auswählen) weil: wir wählen Wahrnehmungen aus , die wir dann bewusst wahrnehmen.
- Subjektiv (individuell unterschiedlich) : je nach Interesse , vorerfahrung, Körperliche Bedingungen, Vorannahmen, Stress, einstellung.

Die Wahrnehmungsfehler was man ausschließen sind:
- Erster Eindruck: innerhalbe von Sekunden macht man sich ein Bild von einen Menschen. Kann stimmen/ muss nicht.
- Halo-Effekt: ein dominantes Merkmal eines Menschen bestimmt den Gesamteindruck.
- Logischen Fehler: man schließt von dem vorhanden sein eines Merkmals auf weitere.
- Kontrast Fehler: Jemand wird aufgrund seiner Souialen Umgebung verzerrt/ falsch wahrgenommen.
- Sympathie/ Antipathie Fehler: Sympathie: bei Menschen die man mag oder liebt, sieht man keine Fehler; Antipathie: bei Menschen die man nicht mag / liebt, sieht man viele Fehler.
- Wie wir auch die andere Menschen sehen und beurteilen wird beeinflusst durch :
. Vorurteile: ist eine vorgefaßte, meist negative Einstellung gegenüber Menschen aus bestimmten Gruppen: zum beispiel je nach Nationalität, Regionen, Soziale Schischten, Name,...
. sich-selbst- erfüllend-Prophezeiung: hier trägt derjenige (unbewußt) sebst dazu bei, dass das , was er vorher annahm, auch Realität wird.

15

Literaturverzeichnis:

Ruth Mamerow : Praxisanleitung in der Pflege , 4. Auflage , Springer

Ruth Mamerow. Praxisanleitung in der Pflege, 6. Auflage , Springer

Tina Knoch: praxisanleitung nach der neuen Pflegeausbildung , Die Vorgaben erfolgreich umsetzen , Vincentz

Wissen to go , I care, Thieme

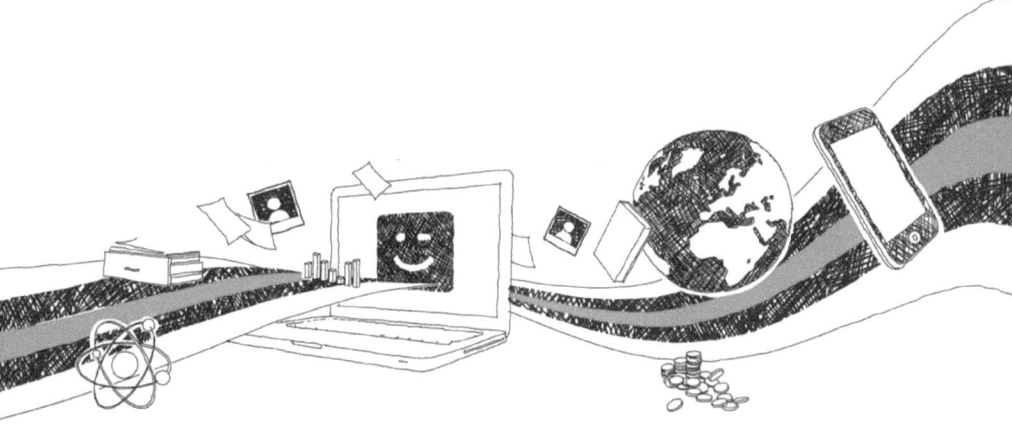
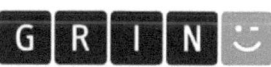